BEI GRIN MACHT SICH IHR WISSEN BEZAHLT

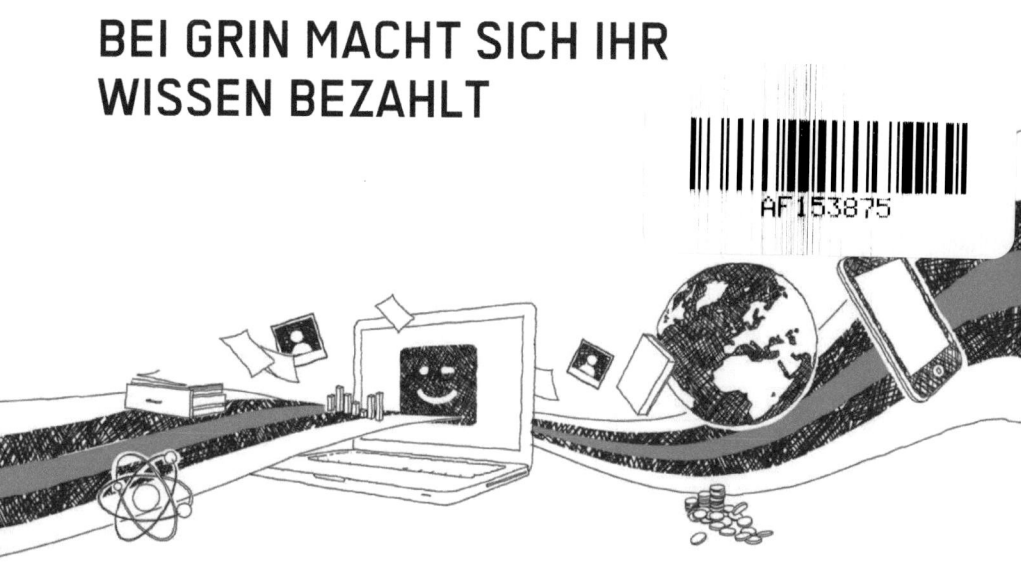

AF153875

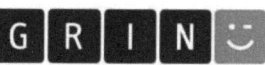

Die elektronische Gesundheitskarte. Vor- und Nachteile

Bibliografische Information der Deutschen Nationalbibliothek:

Die Deutsche Nationalbibliothek verzeichnet diese Publikation in der Deutschen Nationalbibliografie; detaillierte bibliografische Daten sind im Internet über http://dnb.d-nb.de abrufbar.

ISBN: 9783346691064
Dieses Buch ist auch als E-Book erhältlich.

Druck und Bindung: Books on Demand GmbH, Norderstedt Germany
Gedruckt auf säurefreiem Papier aus verantwortungsvollen Quellen

Das vorliegende Werk wurde sorgfältig erarbeitet. Dennoch übernehmen Autoren und Verlag für die Richtigkeit von Angaben, Hinweisen, Links und Ratschlägen sowie eventuelle Druckfehler keine Haftung.

Das Buch bei GRIN: https://www.grin.com/document/1254390

Hochschule Fresenius

Fachbereich onlineplus

Studiengang: Management im Gesundheitswesen

Hausarbeit

Die elektronische Gesundheitskarte

Modul: Akteure im Gesundheitswesen

Abgabedatum: 04.07.2020

Inhaltsverzeichnis

Abbildungsverzeichnis

Abkürzungsverzeichnis

1 Einleitung

Aufgrund des demographischen Wandels, steigenden Kosten für medizinische Behandlungen, überflüssigen Doppeluntersuchungen und den verbesserten Therapiemöglichkeiten, entstehen große Herausforderungen für das deutsche Gesundheitswesen. In den letzten Jahren wurden deshalb digitale Veränderungen innerhalb des Gesundheitswesens vorgenommen, um eine flächendeckende Telematikinfrastruktur aufzubauen und damit den begrenzten Ressourcen entgegen zu wirken. Die Einführung der elektronischen Gesundheitskarte ist der erste Meilenstein der Digitalisierung und der elektronischen Vernetzung aller Beteiligten und das bislang größte Infrastrukturprojekt im deutschen Gesundheitswesen. Damit sollen verschiedene Ziele erreicht werden die dem Gesundheitssystem zu mehr Transparenz und einer Verbesserung der Behandlungsqualität verhelfen sollen. Mithilfe der Speicherung der gesamten Krankengeschichte eines Patienten auf der Gesundheitskarte, dem Zugriff auf die gesammelten Daten des Versicherten bei jedem Akteur und der Vermeidung von Doppeluntersuchungen beispielsweise, können die Ausgaben im Gesundheitssektor gesenkt und die Qualität der medizinischen Leistungen erhöht werden. Daraus ergibt sich ein enormer Nutzen für den Patienten, der im Mittelpunkt der Umsetzung der Gesundheitskarte steht und ein Mitspracherecht bezüglich der eigenen Daten und des Behandlungsprozesses haben soll. Aber auch die Ärzte und das Gesundheitswesen profitieren von einer verbesserten Kommunikation und der steigenden Versorgungsqualität (Lux et al., 2017).

Daneben kommen in Bezug auf die elektronische Gesundheitskarte, die Speicherung der hochsensiblen Patientendaten und deren technische Komponenten Bedenken auf. Sowohl die Ärzteschaft als auch die Versicherten erheben Kritik, da die Angst vor einem Missbrauch der Daten oder Datendiebstahl groß sind und zu wenig Informationen zur Implementierung der Gesundheitskarte vorab vermittelt wurden. Ebenso kann es infolge der neuen Technik zu einer Überforderung der Ärzte oder Patienten kommen oder die dort abgelegten Befunde nicht richtig verstanden werden (Gorniok & Prof. Dr. Litzinger, 2008).

Die vorliegende Hausarbeit beschäftigt sich mit der Fragestellung nach dem Nutzen und den Nachteilen der elektronischen Gesundheitskarte für den Patienten und das Gesundheitssystem. Nach einer kurzen Begriffsdefinition werden die optischen und technischen Veränderungen der Gesundheitskarte erläutert. Anschließend wird die Speicherung der Daten, der rechtliche Rahmen und das Thema Datenschutz und Sicherheit aufgezeigt. Die elektronische Gesundheitskarte hat sowohl Vor- als auch Nachteile, die in den darauffolgenden Kapiteln beleuchtet werden. Hierbei werden die Vor- und Nachteile aus verschiedenen Sichtweisen unterschiedlicher Akteure (Patienten, Ärzteschaft und Gesundheitssystem) betrachtet.

Durch diese Betrachtung und Gegenüberstellung von Pro und Contra soll ein Einblick gegeben werden, wie komplex die Einführung der elektronischen Gesundheitskarte ist und wie sich die Akzeptanz bis heute zeigt. Außerdem soll abschließend eine Schlussfolgerung darüber gegeben werden, welcher momentane Stand diesbezüglich in Deutschland vorliegt.

2 Elektronische Gesundheitskarte

Die Einführung der elektronischen Gesundheitskarte (eGK) ist das bislang größte und anspruchsvollste technologische Projekt im deutschen Gesundheitswesen. Mit dem Modernisierungsgesetz des Spitzenverband Bund der Krankenkassen (GKV) im Jahr 2003 wurde die Einführung der elektronischen Gesundheitskarte bereits rechtmäßig verabschiedet und der erste Meilenstein der Telematikinfrastruktur war gelegt (Dr. med. Stachwitz, 2008).

Daraufhin wurde die Krankenversichertenkarte (KVK) in ihrem ursprünglichen Format, die seit Mitte der 90er Jahre eingesetzt wurde, zum Januar 2006 stufenweise durch die elektronische Gesundheitskarte abgelöst und ab Oktober 2011 an alle gesetzlich und privat Krankenversicherten in Deutschland übermittelt. Seit dem 1.Januar 2015 gilt ausschließlich die eGK als Nachweis zur berechtigten Inanspruchnahme von medizinischen Behandlungen im Sachleistungssystem. Somit ist die alte Krankenkassenkarte nicht mehr rechtskräftig (Dr. med. Stachwitz, 2008).

2.1 Definition und Anwendungen

Bei der neuen elektronischen Gesundheitskarte handelt es sich um eine Versichertenkarte für gesetzlich und privat Krankenversicherte, die um einen Mikroprozessor-Chip erweitert wurde (sog. Smartcard). Dieser ermöglicht es unter anderem eine Vielzahl an Patientendaten abzuspeichern und verschlüsselt diese gleichzeitig auf der Karte, um Datenklau vorzubeugen. Der Arbeitsspeicher des integrierten Chips bietet eine Kapazität von circa 64.000 Kilobyte und stellt damit den Mittelpunkt der digitalen Versichertenkarte dar (Bernnat, 2006).

Die aktuelle Gesundheitskarte unterscheidet sich, sowohl durch ihr optisches Erscheinungsbild als auch aufgrund des technischen Aufbaus von der alten Krankenversichertenkarte. Im Nachfolgenden wird näher auf diese beiden Aspekte eingegangen und die wesentlichen Funktionen der eGK aufgezeigt.

2.1.1 Optischer Aufbau

Neben den funktionalen Veränderungen wurden auch optisch einige Neugestaltungen der Krankenversichertenkarte vorgenommen, die in Abbildung 1 und 2 deutlich zu erkennen sind und anschließend erläutert werden (Bundesministerium für Gesundheit, 2019).

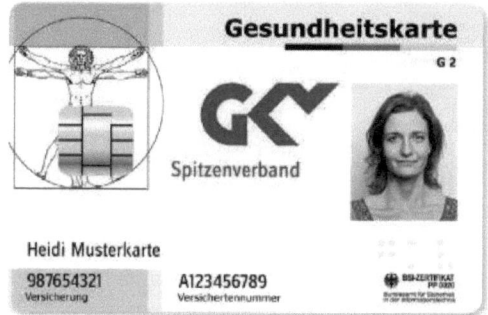

Abbildung 1: Elektronische Gesundheitskarte Vorderseite (GKV-Spitzenverband, 2020)

Die Abbildung 1 zeigt ein Musterbild der elektronischen Gesundheitskarte, wie sie momentan im Gebrauch ist. Auf der Vorderseite befindet sich ganz oben rechts der einheitliche Aufdruck „Gesundheitskarte", links daneben der Mikroprozessor-Chip und direkt unterhalb dessen der Name, die Kassen- und die Versicherungsnummer des Kartenbesitzers. Im Mittelpunkt der Gesundheitskarte ist das Logo der jeweiligen Krankenkasse abgebildet, zur eindeutigen Unterscheidung. Durch das Lichtbild des Versicherten und der darunter aufgedruckten Blindenschrift, welche sich auf den aktuellen elektronischen Karten befinden, grenzt sie sich von der ursprünglichen Krankenversichertenkarte ab. Das Lichtbild ist die auffälligste optische Veränderung der eGK und soll zur Vermeidung von Verwechslungen der Versicherten dienen. Es befindet sich ab der Vollendung des 15. Lebensjahres der Versicherten auf der eGK. Lediglich Personen unter 15 Jahren, sowie Versicherte, die sich an einem Lichtbild nicht beteiligen oder einbringen können, aufgrund von krankheitsbedingten Situationen, erhalten eine Karte ohne Lichtbild (Bundesministerium für Gesundheit, 2019).

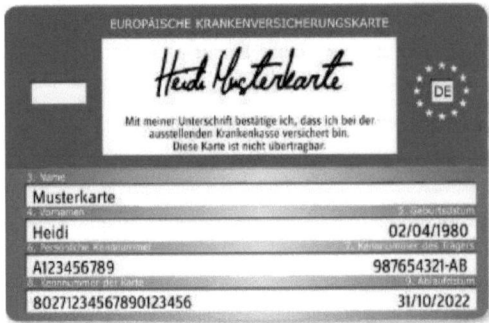

Abbildung 2: Elektronische Gesundheitskarte Rückseite (GKV-Spitzenverband, 2020)

Die Rückseite der Karte (Abbildung 2) zeigt am oberen Ende den einheitlichen Schriftzug der Europäischen Krankenversichertenkarte, auch „European Health Insurance Card" (EHIC) genannt. Dieser ermöglicht es Gesundheitsleistungen im europäischen Ausland in Anspruch zu nehmen, ohne großen administrativen Aufwand. Das Emblem des jeweiligen Landes befindet sich auf der rechten Seite der Karte und direkt unter dem Schriftzug EHIC ist ein weißes Feld aufgedruckt, welches mit der Unterschrift des Kartenbesitzers versehen ist. Die ausführlichen Angaben des Karteninhabers stehen unterhalb des weißen Feldes und nehmen den größten Bereich der eGK ein (Bundesministerium für Gesundheit, 2019).

2.1.2 Datenspeicherung

Die auf der Karte gesammelten personenbezogenen Gesundheitsdaten werden in die Kategorien Pflichtdaten und freiwillige Daten unterteilt und als sogenannter administrativer und freiwilliger Teil auf der eGK abgebildet (Lücke & Köhler, 2007). Die Festlegung, zu welcher Kategorie die aufgeführten Daten zuzuordnen sind, wurde bereits gesetzlich im Sozialgesetzbuch festgelegt (SGB V §291a). Demnach kann der Patient über die freiwilligen Daten, die auf der eGK gespeichert werden sollen, selbstständig verfügen und ohne dessen ausdrückliche Zustimmung, die Aufnahme dieser Dokumente nicht stattfinden. Im Gegensatz dazu erfordert es keiner expliziten Einwilligung des Versicherten die Pflichtdaten auf der eGK festzuhalten, da es sich hierbei um unverzichtbare Informationen zum Patienten handelt. Diese befanden sich bereits auf der ursprünglichen Krankenversichertenkarte und unterliegen dem administrativen verpflichtenden Teil (Bundesministerium für Gesundheit, 2019).

Die beiden technischen Alternativen waren zum Zeitpunkt der Einführung der eGK Teil der Planung. Allerdings sind der Ausbau und die Ausgestaltung der Gesundheitskarte mit einigen Verzögerungen verbunden und aktuell nur administrative Daten darauf gespeichert. Das bedeutet, dass der Patient derzeit noch nicht über sämtliche technische

Möglichkeiten der eGK verfügen kann. Die Benutzung freiwilliger Funktionen soll in den nächsten Schritten der Ausgestaltung der Telematikinfrastruktur erfolgen (Winkler & Weick, 2020).

Im Folgenden eine detaillierte Auflistung der beiden Kategorien, die auf dem Chip des Mediums gesammelt werden:

- *Pflichtdaten:*

    o Administrative Daten (Vor-/Nachname; Adresse; Geburtsdatum/Geschlecht, etc.)

    o Krankenversichertennummer des Besitzers

    o Angaben über die Krankenversicherung (z.B. Versichertenstatus, Beginn/Ende des Versicherungsschutzes/Auslandskrankenschein)

- *Freiwillige Daten:*

    o Arztbrief in elektronischer Form/Elektronische Patientenakte

    o Notfalldaten

    o Elektronische Medikamentenübersicht

    o Patienteneigene Dokumente zur selbstständigen Aufnahme des Versicherten (Bundesministerium für Gesundheit, 2019)

Die administrativen Daten werden gegenwärtig sowohl auf der Gesundheitskarte als auch auf den durch die *Gematik* (Gesellschaft für Telematikanwendungen der Gesundheitskarte mbH) zugelassenen dezentralen Servern gespeichert, die an die Telematikinfrastruktur angebunden sind (Stübbecke, 2010). Bezüglich der Speicherung der Pflichtdaten auf der Karte gibt es Regelungen, die Themenbereiche des Datenschutzes und der Datensicherheit beinhalten.

2.2 Datenschutz und Sicherheit

Der Schutz der personenbezogenen und hochsensiblen Daten des Patienten stand bei der Implementierung der elektronischen Gesundheitskarte im Mittelpunkt und hatte höchste Priorität bei der Umsetzung. Einige Gesetze wurden zum Thema Datenschutz und Informationssicherheit im Laufe der Jahre erlassen, die den Patienten vor Datenmissbrauch schützen sollen. Der Schutz der Daten wurde unter anderem im Bundesdatenschutzgesetz und im fünften Sozialgesetzbuch geregelt. Bei der Einführung der eGK wurde die Wahrung der persönlichen Angaben gesetzlich im Bundesdatenschutzgesetz (BDSG) festgelegt. Gemäß § 1 BDSG ist geregelt, für welche Personen oder Institutionen die Erhebung, Verarbeitung und Nutzung der Gesundheitsdaten zulässig ist (Bundesministerium für Justiz, 2017). Der Zugriff auf die eGK ist daher nur erlaubt, wenn das

Bundesdatenschutzgesetz oder ein anderes Gesetz es zulässt. Im Falle der Benutzung bzw. des Zugriffs auf die elektronische Gesundheitskarte unterliegen Ärzte, Krankenhäuser und Apotheken weiterhin der Schweigepflicht (Dr. med. Stachwitz, 2008). Außerdem wurde zu Beginn das Recht des Patienten auf eine freiwillige Speicherung der eigenen Daten im § 291a SGB V ausführlich festgehalten. Dieser Paragraf regelt, dass allein der Versicherte *Herr über seine Daten* ist. Dass bedeutet, er entscheidet über die auf der Gesundheitskarte abgelegten oder gelöschten Daten und erteilt den einzelnen Leistungserbringern ein Zugriffsrecht (Duttge, Dochow & Göttinger Workshop zum Medizinrecht, 2009). Darüber hinaus regelt der § 291 a Abs. 6 Satz 2 SGB V, dass die letzten 50 Personen, die auf die Karte zugegriffen haben, aufgezeichnet werden. Damit wird das Ziel einer Kontrolle des Datenschutzes verfolgt (Bundesministerium für Justiz, 2015).

Doch nicht nur mithilfe der Einführung verschiedener Datenschutzgesetze, sondern auch angesichts der Entwicklung des Mikroprozessor-Chips wurden eine Vielzahl an Sicherheitsrelevanten Anwendungen durchgeführt. Diese beinhalten beispielsweise digitale Signaturen, kryptographische Verfahren oder technische Nachweise der Identität. Die auf der eGK gespeicherten Patientendaten können aufgrund eines Zwei-Karten-Prinzips nur von befugten Personen gelesen oder geändert werden und sind dank der kryptographischen Verschlüsselung für Dritte unlesbar. Das bedeutet, dass alleinig der behandelnde Arzt kraft seines Praxisausweises oder der Heilberufler mit einem elektronischen Heilberufsausweis auf die Stammdaten zugreifen kann (Redaktion Gematik, 2019). Der Zugriff auf die dort gespeicherten Daten ist nur mittels gleichzeitigen Einlesens, zum einen mit der eGK und der Eingabe eines PINs, zum anderen mit dem Heilberufsaufweis, in das dafür vorgesehene Lesegerät (E-Health-Kartenterminal) möglich. Dieser Vorgang wird als Zwei-Schlüssel-Prinzip bezeichnet und sorgt für eine erhöhten Schutz der abgelegten Patientendaten (Lücke & Köhler, 2007).

2.3 Rechtlicher Rahmen

Sowohl die gesetzlichen Datenschutzregeln als auch die technischen Verfahren dienen zur vermehrten Sicherheit der gespeicherten Daten, die sich auf der eGK befinden. Allerdings gibt es zudem Gesetze, die Bereiche wie Datensicherheit und Datenschutz, die Implementierung und Anwendungen der digitalen Gesundheitskarte und die Finanzierung dieser umfassen und damit einen entsprechenden rechtlichen Rahmen schaffen.

Denn Vorrausetzung für die Inbetriebnahme der elektronischen Gesundheitskarte und deren Umsetzung waren zahlreiche gesetzliche Richtlinien. Die Einführung wurde 2003 mit dem *Gesetz zur Modernisierung der Gesetzlichen Krankenversicherung* rechtlich festgehalten und mit Wirkung vom 1.April 2004 in das fünfte Soziale Gesetzbuch aufgenommen. Dieses wurde daraufhin um den § 291a SGB V erweitert, aus dem unter anderem hervor ging, dass Krankenkassen verpflichtet wären, die ursprüngliche Krankenversichertenkarte zu einer elektronischen Gesundheitskarte bis zum 1.Januar 2006 auszugestalten. Zudem ist in diesem Paragrafen geregelt, welche Funktionen die elektronische Gesundheitskarte umfassen muss. Das Modernisierungsgesetz und die Aufnahme des Paragrafen 291a in das Sozialgesetzbuch bilden den institutionellen Rahmen der eGK (Redaktion Deutscher Bundestag, 2004).

Mit der Gründung der Gematik im Januar 2005 sollte die Telematikinfrastruktur und damit auch die eGK eingeführt, vorangetrieben und weiterentwickelt werden. Der Begriff Telematik setzt sich aus den zwei Bestandteilen Telekommunikation und Informatik zusammen und umfasst die flächendeckende Vernetzung aller Beteiligten im Gesundheitswesen. Hierbei wird das Ziel verfolgt verschiedene Techniken miteinander kompatibel zu machen und einen sicheren Transfer an Daten zu gewährleisten (Redaktion Gematik, 2020). Die Gründung der Gematik erfolgte durch die Spitzenorganisationen des deutschen Gesundheitswesens mit dem Schwerpunkt auf der Einführung entsprechender Konzepte zur digitalen Sicherheit der Daten, der konkreten Umsetzung und der technischen Vernetzung der eGK. Ebenfalls führte die Gematik im Jahr 2006 erste Testungen in festgesetzten Regionen durch, die einzelne Spezifikationen der elektronischen Gesundheitskarte prüfen und anschließend zulassen sollten. Zu den Testregionen gehörten Bayern, Schleswig-Holstein, Nordrhein-Westfalen, Rheinland-Pfalz, Baden-Württemberg, Sachsen und Niedersachsen (Friedrich-Ebert-Stiftung, 2006). Im Mittelpunkt der Tätigkeiten standen dabei bis heute Schutz der gespeicherten Daten und das informationelle Selbstbestimmungsrecht des Patienten, über die Inhalte und Zugriffe auf seiner elektronischen Gesundheitskarte (Stübbecke, 2010). Jedoch verlangsamte die Selbstverwaltung des Gesundheitssystems und die unterschiedlichen Meinungen der Leistungserbringer innerhalb der Gematik, die Einführung und Umsetzung der elektronischen Gesundheitskarte. Um die Digitalisierung erneut zu beschleunigen und die Telematikinfrastruktur auszubauen hat der Bund im Mai 2019 51% der Geschäftsanteile der Gematik an das Bundesministerium für Gesundheit übertragen. Mithilfe dieser Umstrukturierung wird das Ziel einer schnelleren Entscheidungsfindung verfolgt (Ärzteblatt, 2019).

Ein weiteres Gesetz, dass den Fortschritt im Gesundheitswesen sicherstellen soll, ist das *E-Health-Gesetz*. Es wurde im Jahr 2015 verabschiedet mit dem Hintergrund die digitale Kommunikation zwischen den unterschiedlichen Leistungserbringern zu verbessern, um so die Gesundheitsversorgung effizienter zu gestalten und die Selbstbestimmung der Versicherten in den Mittelpunkt zu rücken. Im weiteren Ausbau sollen auf der Grundlage des E-Health-Gesetztes die Telematikinfrastruktur schrittweise erst in die

Arztpraxen und danach in die Krankenhäuser innerhalb der nächsten Jahre, ab 2017, eingeführt werden. Ebenso können die Notfalldaten des Versicherten auf freiwilliger Basis auf der elektronischen Gesundheitskarte abgelegt werden. Ziel dieses Gesetzes ist es außerdem die Eigenverantwortlichkeit des Patienten zu fördern, die Patientensicherheit zu stärken und die rasche Einführung der Anwendungen im Gesundheitswesen anzustreben (Bundesministerium für Gesundheit, 2015).

3 Der Gläserne Patient

Trotz des im Vordergrund stehenden Datenschutzes, der Datensicherheit und der Datenhoheit des Patienten, weckt es bei vielen Menschen Angst vor dem sogenannten *Gläsernen Patienten*. Sowohl bei einer Vielzahl an Versicherten als auch bei der Ärzteschaft steht die elektronische Gesundheitskarte und deren Implementierung in der Kritik. Im Mittelpunkt stehen hierbei ethische Bedenken und Informationsdefizite, die zu einer verminderten Akzeptanz führen und damit einhergehend zu einem Hindernis der Innovation (Riepe & von Schwanenflügel, 2013).

3.1 Befürchtungen des Patienten

Das größte Bedenken des Patienten ist die zuvor genannte Angst, sich auf dem Weg zum gläsernen Patienten zu befinden. Durch neue Technologien im Gesundheitswesen und die daraus entstandene elektronische Gesundheitskarte ist der erste Grundstein, zur kompletten Digitalisierung der Dokumente des Patienten gelegt. Die Patienten sehen darin einen Wegfall der wichtigen Arzt-Patienten-Beziehung, da nicht nur die fachliche Meinung des Arztes den Versicherten wichtig ist, sondern auch dessen Aufmerksamkeit und der zwischenmenschliche Kontakt. So befürchten die Patienten, dass während der Sprechstunde beim behandelten Arzt viel Zeit für die Dokumentation der eGK anfällt und sich der zusätzliche Aufwand auf das Verhältnis zwischen Patienten und Arzt niederschlägt (Dr. med. Groß, 2007). Die ältere oder auch technisch nicht affine Generation steht der Karte skeptisch gegenüber, da es durch die verschiedenen Funktionen und Möglichkeiten des Systems zu einer Überforderung kommen kann. Zugleich besteht die Gefahr, dass der Patient die medizinisch gespeicherten Informationen nicht richtig interpretiert und es so zu Missverständnissen kommen kann (Beier et al., 2019).

Eine signifikante Rolle seitens der Bevölkerung spielt die digitale Speicherung der hochsensiblen Daten und die damit einhergehende Angst vor Missbrauch oder Diebstahl. Die Versicherten fühlen sich nicht ausreichend aufgeklärt in den Bereichen Datenschutz und Datensicherheit der Gesundheitskarte, aber auch im Bereich der Einführung der eGK verfügen die Patienten über zu wenig Informationen. Aus diesem Informationsdefizit resultiert eine verminderte Akzeptanz der Nutzer. In einer Studie der Bertelsmann Stiftung bestätigten 31% der Benutzer große Angst vor einem unberechtigten Zugriff Dritter auf die personenbezogenen Daten (Göres, 2009).

Darüber hinaus war die Bevölkerung anfänglich zwiegespalten bezüglich der Einführung der eGK (siehe Abbildung 3). Das bestätigte auch eine Studie der Fachhochschule für Ökonomie und Management, die im Jahr 2008 anhand einer digitalen Befragung durchgeführt wurde (Gorniok & Prof. Dr. Litzinger, 2008).

Hierbei wurde der Informationsstand, die empfundene Sicherheit und die Meinungen der Bevölkerung zum Thema eGK ermittelt. Dabei zeigte sich, dass 58,6 % der 1064 Befragten nicht ausreichend über die elektronische Gesundheitskarte und deren Anwendungen aufgeklärt wurde. Weiterhin verdeutlichte sich, dass 49,8% der Teilnehmenden die eGK als unsicher einstuften und daher eher negativ eingestellt waren. Diese beiden vorab erwogenen Zahlen machten sich im Bereich der Meinung der Bevölkerung in Bezug auf die Gesundheitskarte bemerkbar (siehe Abbildung 3). Lediglich die umfassenden Funktionen und Daten des Patienten, die mittels des Versicherten freiwillig abgelegt werden können, wurden als positiv erachtet. Insbesondere der Notfalldatensatz erlangte von den Patienten ein positives Feedback. Demnach würden 80% der Teilnehmenden davon Gebrauch machen (Gorniok & Prof. Dr. Litzinger, 2008).

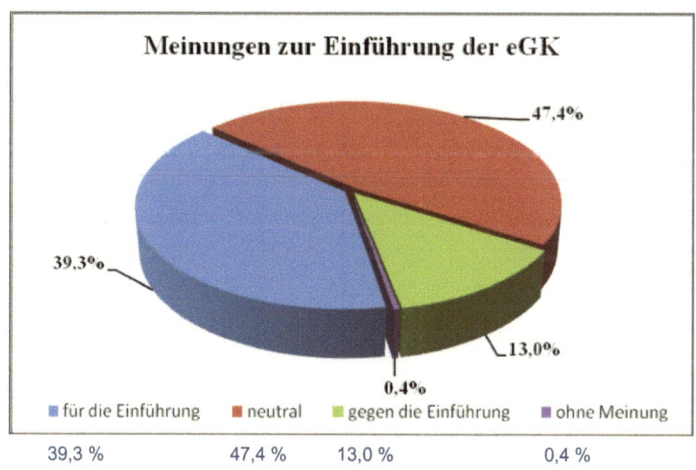

Abbildung 3: Meinung der Bevölkerung zur eGK (Gorniok & Prof. Dr. Litzinger, 2008)

Grund für die skeptische Einstellung war das zugrundeliegende geringe Wissen der Bevölkerung zum Thema eGK und die verminderte Kommunikation zu der Einführung dieser. Dieselben Beweggründe wurden auch innerhalb anderer Studien genannt, wie beispielsweise die Forsa-Umfrage „Versichertenbefragung: Elektronische Gesundheitskarte", die im Jahr 2008 durchgeführt worden ist (Göres, 2009).

3.2 Kritik der Ärzteschaft

Auch seitens der Ärzteschaft gibt es einige Kritikpunkte, die mit der elektronischen Gesundheitskarte und deren stufenweise Ausgestaltung einhergehen und die Akzeptanz der Ärzte beeinflussen. Zu diesen gehören unter anderem die Sorge die anfallende Mehrarbeit der Leistungserbringer in den laufenden Alltag zu integrieren. Innerhalb der vorab erwähnten Studie der Bertelsmann Stiftung vermuten circa Dreiviertel der Ärzte einen zunehmenden organisatorischen Aufwand (Göres, 2009). Dazu zählen die technischen Neuerungen, die innerhalb derselben Arbeitszeit mit eingebunden und umgesetzt werden mussten und worin eine Vielzahl an Ärzten eine Schwierigkeit sahen. Jahrelange Gewohnheit steckte hinter den Papierakten, die nun zunehmend in die elektronische Form umgewandelt werden sollten und anfänglich befremdlich wirkten. Das Papiersystem lag im *Machtbereich* des Arztes und vermittelte ein Gefühl der Kontrollierbarkeit. Die neue Technologie verbirgt ein Gefühl der Abhängigkeit, da mit der vorliegenden Technik eine dauerhafte Verfügbarkeit des Internets und der Geräte verbunden ist. Ein Ausfall der technischen Komponenten schränkt die Bedienbarkeit der eGK ein, woraus sich Nachteile für die Behandlung des Patienten ergeben können (Wirtz, Ullrich & Mory, 2011). Daneben kam die Kompatibilitätsfrage der Leistungserbringer (Ärzte) auf, ob das bereits existierende System (Soft- und Hardware) in die neue Technologie integriert werden kann (Wirtz et al., 2011).

Ein weiterer negativer Aspekt stellt in diesem Zusammenhang die Speicherung der digitalen Akte des Patienten auf der Karte dar. Die Ärzteschaft befürchtet einen Wegfall des *Schutzes* des Patienten durch den behandelnden Arzt (Butzer-Strothmann, Bork & Forgó, 2018). Gleichzeitig ist die zentrale Sorge der Patienten bezüglich der Datensicherheit auch bei den Ärzten ein allgegenwärtiges Thema. Groß ist die Angst des Datendiebstahls und dem widerrechtlichen Zugriff auf die gespeicherte Dokumentensammlung der Patienten (Wirtz et al., 2011).

Neben den gerade genannten Faktoren ist der finanzielle Aufwand zu nennen. Aufgrund der Implementierung von technischen Komponenten in den Praxisalltag ergaben sich enorme finanzielle Kosten, deren Bezahlung von den Leistungserbringern größtenteils selbst übernommen werden mussten. Hierzu zählen zum einen Anschaffungen wie beispielsweise Kartenlesegeräte für die Praxis, die als Zugangsschlüssel zur eGK dienen und der sogenannte Konnektor, der das Online-Bindeglied zwischen der Praxis und der Telematikinfrastruktur darstellt und mit dessen Hilfe auf die eGK und die dort gespeicherten Inhalte zugegriffen werden kann. Darüber hinaus können im Falle einer unzureichenden Kompatibilität der technischen Gegebenheiten zusätzliche Kosten auftreten, um die unterschiedlichen Systeme miteinander verknüpfen oder das neue System integrieren zu können. Zum anderen bedarf es für den Zugriff auf die gesammelten Dokumente ein schnelleres Internet und ein mobiles Endgerät, um die entsprechenden Funktionen umfassend nutzen zu können (z.b. Ausstellung eines digitalen Rezepts) (Lücke & Köhler, 2007). Durch die Neuerungen mussten Schulungen des Personals für das Näherbringen der technischen Komponenten und deren Funktionsweise erfolgen, die ebenfalls mit Ausgaben verbunden waren. Dementsprechend entstehen für die Leistungserbringer erhebliche Kosten und eine Mehrbelastung, die zu einer geringen Akzeptanz der Beteiligten führen kann (Wirtz et al., 2011).

Die anfänglich geplante Interoperabilität zwischen den Leistungserbringer und die Anbindung aller Akteure an die Telematikinfrastruktur, sollte sowohl den ambulanten als auch den stationären Bereich des Gesundheitswesens miteinander verbinden und für eine bessere Kommunikation sorgen. Von einer transparenteren Kommunikation zwischen den verschiedenen Sektoren sollten vor allem die Patienten und die Ärzte profitieren und deren Arbeitsalltag dadurch erleichtert werden. Allerdings sind bis heute lediglich ein Teil der Praxen an die Telematikinfrastruktur angeschlossen und andere Leistungserbringer wie beispielsweise die Krankenhäuser, haben die Anbindung nicht umgesetzt (Redaktion Bundesrechnungshof, 2019).

Zudem stellen die hohen Kosten, die vordergründig für die Krankenkassen angefallen sind, einen enormen negativen Aspekt für das Gesundheitssystem dar. Die primär geplanten Auslagen für die Einführung und Umsetzung der eGK wurden bereits überschritten ohne derzeit einen konkreten Nutzen daraus ableiten zu können (Redaktion Bundesrechnungshof, 2010).

4 Nutzen der elektronischen Gesundheitskarte

Konträr der aufgeführten negativen Aspekte stehen der eGK Chancen gegenüber. Einerseits für das Gesundheitssystem und die Leistungserbringer und andererseits für den Patienten. Doch welche Vorteile und Möglichkeiten bietet die elektronische Gesundheitskarte im Vergleich zur alten Krankenversichertenkarte und wie wirkt sich das auf die Versicherten und das gesamte System aus.

4.1 Vorteile gegenüber der ursprünglichen Krankenversichertenkarte

Die ursprüngliche Krankenversichertenkarte wurde 1995 eingeführt und enthält nur wenige Informationen zum Patienten. Bis zur Ablösung durch die eGK im Jahr 2006 hatte die KVK Bestand. Mit der neuen Gesundheitskarte sollten unter anderem Themenfelder wie der Missbrauch von Daten, die Datensicherheit und zusätzliche technische Funktionen angegangen und verbessert werden (Fox, 2010).

Diese Maßnahmen gehören zu den Hauptzwecken, die mithilfe der sektorübergreifenden Einführung der eGK umgesetzt werden und somit zu einer Qualitätsverbesserung beitragen sollen. Aufgrund der geringen Speicherkapazität der KVK gab es bislang keine Möglichkeit elektronische Dokumente, neben den administrativen Patientendaten, zu speichern. Durch den Mikroprozessor-Chip des Mediums wird ein enormes Speichervolumen bereitgestellt, welches Platz für elektronische Rezepte, Medikamentenpläne, die Sammlung von einem Notfalldatensatz oder auch die elektronische Patientenakte bietet. Neben den genannten technischen Neuerungen profitiert die eGK von optischen Veränderungen, die sich von denen der KVK abgrenzen. Jede Karte erhält wie vorab beschrieben, unter anderem ein Lichtbild des Karteninhabers, welches zur Vorbeugung gegen missbräuchliche Inanspruchnahme von Leistungen und zur eindeutigen Identifikation des Versicherten dienen soll (Fox, 2010).

4.2 Patientenprofit

Im Fokus der Gesundheitskarte steht die zunehmende Sicherheit der Patienten, die sich aus der Sammlung aller Dokumente auf einem Medium ergibt. Durch die Vollständigkeit der Krankengeschichte lassen sich einige aussagekräftige Vorteile für den Patienten ableiten. Sämtliche Daten werden an einem Ort gespeichert und können zu jeder Zeit abgerufen werden, sodass der Arzt während der Behandlung einen detaillierten Blick darauf werfen kann. Darüber hinaus entfällt für den Patienten das aufwendige Organisieren bereits vorhandener Dokumente, die von verschiedenen Ärzten ausgestellt wurden und abschließend zusammen geführt werden müssen für eine endgültige Behandlung sowie einer Abwägung der Therapiemöglichkeiten (Dr. med Kirchner, 2011). Mithilfe des digital hinterlegten Medikamentenplans können Verwechslungen oder Wechselwirkungen vorgebeugt und die Arzneimitteltherapie durch den Arzt angepasst werden. Aufgrund der umfassenden Sammlung an Dokumenten, wie beispielsweise Befunden, Diagnosen, Laboren, Notfalldaten etc., lassen sich lebensbedrohliche Fehler innerhalb der Behandlung des Patienten vermeiden, Prozesse diesbezüglich optimieren und die Lebensqualität steigern. Besonders in Lebenslagen, in denen der Versicherte nicht bei Bewusstsein ist, zeigt sich der enorme Nutzen einer Sammlung von Notfalldaten auf der eGK, sowohl für den Versicherten als auch für den behandelnden Arzt (Born et al., 2017). Die Daten, wie z.B. Impfpass, Allergien, eine Auflistung der einzunehmenden Medikamente stehen sofort zur Verfügung und müssen nicht erst durch den Patienten oder dessen Angehörige ermittelt werden (Born et al., 2017).

Aus diesen Komponenten resultiert eine Qualitätssteigerung der medizinischen Behandlungen und eine Reduzierung von Fehlbehandlungen, die dem Versicherten großen Nutzen bringen. Zudem fördert die Gesundheitskarte das Selbstmanagement des Patienten und bindet diesen mehr in die Behandlung ein. Es ermöglicht einen Einblick in die persönliche Akte, verhilft zu einem besseren Verständnis für die eigene Gesundheit und stärkt die Eigenverantwortung der Versicherten. Eigene Diagnosen, Vorsorgeuntersuchungen und Arztbriefe können eingesehen und dadurch die Patientenautonomie gefördert werden. Dadurch kann dem Verlangen des Patienten, bezüglich einer umfangreichen Auskunft über die eigene Gesundheit nachgekommen werden (Bundesministerium für Gesundheit, 2020). Somit ist die Gesundheitskarte ein großer Zugewinn für den Patienten, der sich nicht auf eine Generation beschränkt, sondern sowohl für jüngere als auch für älteren Generationen Vorteile bietet.

Ein weiterer positiver Aspekt ist die zuvor genannte Datenhoheit des Patienten. Das informationelle Selbstbestimmungsrecht befähigt den Versicherten allein über die Inhalte entscheiden zu können, die auf der Karte gespeichert und welche Dokumente wieder gelöscht werden sollen. Das bedeutet, dass er der alleinige Herr über seine Daten auf der Gesundheitskarte ist und andere Akteure seine Einwilligung benötigen, um auf die patienteneigenen Dokumente zugreifen zu können (Duttge et al., 2009). Dieses Selbstbestimmungsrecht vermittelt ein Gefühl der Kontrollierbarkeit und fördert die Akzeptanz und Zufriedenheit der Leistungsempfänger (Versicherte). Außerdem bietet sich hierdurch noch der Vorteil, dass die Patienten individuell entscheiden können zu welchem Arzt sie gehen möchten um medizinische Behandlungen in Anspruch zu nehmen (Weichert, 2014).

4.3 Nutzen für das deutsche Gesundheitswesen

Zusätzlich zieht auch das Gesundheitswesen einen großen Nutzen aus der Einführung der Karte. Hierbei werden Ziele wie eine Senkung der Kosten, eine flächendeckende Vernetzung, Optimierungen von Abläufen, Vermeidung von Fehlern und eine Verbesserung der Versorgungsqualität angestrebt (Wirtz et al., 2011).

Die Einsparungen der Kosten und die Verbesserung der Wirtschaftlichkeit, sind zwei Aspekte, die mit der eGK verfolgt werden. Anfängliche immense Ausgaben, die infolge der Anschaffung neuer technischer Komponenten entstanden sind, sollen zu einem späteren Zeitpunkt zu Einsparungen im Gesundheitssystem führen und die Ausgaben nachhaltig senken. Aufgrund der Reduzierung der Bürokratie und der Entwicklung eines *E-Rezeptes* (Rezept in digitaler Form) fällt ein enormer Kostenpunkt weg. Zudem werden durch das Wegfallen der Lagerung von Papierdokumenten Kosten reduziert, da das lange Aufbewahren und der enorme Platz, der für die zahlreichen Dokumente benötigt wurde, nicht mehr gebraucht werden (Swoboda, 2017). Darüber hinaus bleibt ein Großteil der Arbeitszeit, die zur schriftlichen Dokumentation durch die Ärzteschaft aufgebracht wurde infolge des digitalen Fixierens aus und Kosten können eingespart werden. Die Steigerung der Effizienz kann ebenfalls mittels der Senkung von Doppeluntersuchungen der Patienten, der Reduzierung von Folgebehandlungen, der Vermeidung längerfristigen

Organisierens der benötigten Dokumente zur Behandlung und der damit einhergehenden Zeitersparnisse des Arztes erreicht werden. In Zukunft erhält der Arzt eine vollständig abgelegte Krankengeschichte, welche es ihm ermöglicht eine schnellere Diagnose zu stellen und eine effizientere Therapie zu gestalten. Weiterhin kann anhand der bereits vorhandenen und gespeicherten Informationen zum Patienten eine optimierte Behandlung angestrebt bzw. diese durch den nächsten Akteur fortgesetzt werden. Angesichts dieser Optimierungen, die aus einer eGK resultieren kann die Transparenz des Gesundheitssystems gesteigert und die Ressourcen nutzenbringender eingesetzt werden (Frießem, Kalmring & Reichelt, 2005).

Darüber hinaus fördert die Umsetzung der elektronischen Gesundheitskarte den flächendeckenden Einsatz der Telematik im Gesundheitswesen. Die Karte fungiert als Kernstück, welches alle Leistungserbringer digital miteinander verbinden und ein einheitliches System schaffen soll. Mit Hilfe des E-Health-Gesetzes, das zum 27.Mai 2015 beschlossen wurde, soll die Vernetzung und die Kommunikation zwischen den Ärzten, Patienten, Krankenhäusern und anderen Akteuren und der Austausch an Informationen verbessert werden (Göres, 2009). Ebenso soll die Interoperabilität, also der Informationsaustausch mittels eines sektorübergreifenden Systems stattfinden, um möglichst viele Daten abrufen und digitale Anwendungen schneller einführen zu können. Es sollen ab 2018 schrittweise verschiedene Anwendungsbereiche der eGK, wie beispielsweise die elektronische Patientenakte, der elektronische Medikamentenplan und der Notfalldatensatz eingeführt werden. Diese Prozessoptimierung soll sowohl die Wirtschaftlichkeit im Gesundheitswesen als auch die Patientensicherheit steigern (Lux et al., 2017).

Um die Digitalisierung voran zu bringen, die Funktionen der elektronischen Gesundheitskarte vollständig nutzen zu können und andere Anwendungen, wie beispielweise die digitale Videosprechstunde umsetzten zu können, wurden innerhalb des E-Health-Gesetzes verbindliche Fristen für die Akteure festgesetzt (Lux et al., 2017). Das bedeutet, dass die Leistungserbringer laut Gesetz bis zum 31. Dezember 2018 verpflichtet werden die Maßnahmen, die für die Umsetzung der digitalen Anwendungen erforderlich sind, anzuwenden und sich damit an die Telematikinfrastruktur anzubinden (Redaktion Bundesrechnungshof, 2019). Bei einem Verstreichen der Deadline kann es zu monetären Strafen für die Akteure kommen (Lux et al., 2017). Ob diese Strafen zielführend sein werden, kann abschließend noch nicht aufgezeigt werden. Jedoch sollte die flächendeckende Digitalisierung im Gesundheitssystem realisiert werden können ohne eine Vergabe von Sanktionen und Fristen (Redaktion Bundesrechnungshof, 2019).

5 Zusammenfassung

Zusammenfassend ist zu sagen, dass die elektronische Gesundheitskarte und deren flächendeckende Einführung und Umsetzung nicht wie geplant von statten gegangen ist, sondern von Beginn an Probleme und Verzögerungen auftraten. Diese spiegelten sich unter anderem in der anfangs nicht verfügbaren Speicherung der freiwilligen Patientendaten auf der Karte wider. Innovationen, die mit dem Medium vordergründig umgesetzt werden sollten, wie beispielsweise die Sammlung der Notfalldaten auf der Karte, konnten bislang nur schleppend oder noch nicht umgesetzt werden. Zum momentanen Zeitpunkt sind immer noch nicht alle Leistungserbringer an die Telematikinfrastruktur angebunden, sondern nur ein Teil der Praxen. Insbesondere fehlt die Anbindung weiterer Akteure und die der Krankenhäuser (Redaktion Bundesrechnungshof, 2019). Aufgrund der lückenhaften Funktionalität der Gesundheitskarte stehen die Ärzte dem Projekt teilweise negativ gegenüber. Doch nicht nur die Ärzte, sondern auch der Patient als Nutzer kritisiert einzelne Komponenten und Anwendungsbereiche der eGK. Weiterhin ein zentrales Thema ist hierbei die aufgeführte Angst vor dem Gläsernen Patienten und des Datenmissbrauchs. Diese Aspekte stehen der flächendeckenden Einführung der Gesundheitskarte im Weg und gelten als Hindernis der Digitalisierung, da für eine sektorübergreifende Umsetzung jeder Beteiligte im Gesundheitswesen eine wichtige Rolle spielt (Lux et al., 2017).

Ein weiteres Problem im deutschen Gesundheitssystem ist die zunehmende Zahl an älteren chronisch kranken Patienten in den letzten Jahren und damit verbundene enorme Kosten für die Arzneimitteltherapie und Behandlung. Weiterhin stehen dem immer weniger Pflegepersonal und Ärzte gegenüber, da ein enormer Mangel an Fachkräften seit einiger Zeit besteht. Diesem Missverhältnis kann mittels der Digitalisierung und einer umfassenden Telematikinfrastruktur entgegengewirkt werden. Dadurch lassen sich Prozesse optimieren und dem Fachkräftemangel entgegengesteuert werden (Lux et al., 2017).

Zudem lassen sich einige weitere Vorteile ableiten. Einerseits für den Versicherten, aufgrund einer höheren Medikamentensicherheit, Vermeidung von unnötigen Mehrfachuntersuchungen, Stärkung des eigenen Empowerments und einer Vollständigkeit der eigenen abgespeicherten Daten auf der eGK. Andererseits ergibt sich auch für die Leistungserbringer und das Gesundheitssystem ein enormer Nutzen. Beispielsweise durch eine Senkung der Kosten, einen effizienten Ressourceneinsatz, eine gesteigerte Behandlungsqualität und die verbesserte Kommunikation unter den einzelnen Akteuren im Gesundheitswesen (Wirtz et al., 2011). Jedoch gilt es, die Informationen zur elektronischen Gesundheitskarte vermehrt aufzuzeigen und den Wissensstand der einzelnen Nutzer zu verbessern, damit die Akzeptanz der Leistungserbringer und Versicherten gesteigert werden kann (Gorniok & Prof. Dr. Litzinger, 2008).

Obwohl einige Vorteile bestehen und der Nutzen sich nachvollziehen lässt, schreitet die Digitalisierung im deutschen Gesundheitswesen nur schleppend voran. In den Bereichen der sektorübergreifenden Verbesserung der Kommunikation aller Beteiligten und der Dokumentation der medizinischen Behandlungen, aber auch in Bezug auf ein einheitliches System sind die anfänglichen Erwartungen nicht abschließend umgesetzt. Grund dafür könnte das deutsche Gesundheitssystem mit seinen Verantwortungsbereichen und den verschiedenen Leistungserbringern sein. So haben die Krankenkassen andere Ziele und Wege als beispielsweise die Ärzteschaft, was die Umsetzung eines einheitlichen Systems erschwert. Aber auch die Selbstverwaltung des Gesundheitssystems und die Vielzahl an Gesetzen und deren Beschluss in Bezug auf den Datenschutz und die Datensicherheit verlangsamen die Einführung digitaler Komponenten (Lux et al., 2017). Deshalb wurde zum Vorantreiben der Digitalisierung und Ausbau der Telematikinfrastruktur die Mehrheit der Geschäftsanteile der Gematik an das Gesundheitsministerium übertragen. Das kann nun gewissermaßen alleine entscheiden und somit zu einer zügigeren Entscheidungsfindung und einer schnelleren Umsetzung von Lösungen beitragen (Ärzteblatt, 2019).

6 Literaturverzeichnis

Ärzteblatt, D. Ä. G., Redaktion Deutsches. (2019, Januar 29). Bundesgesundheitsministerium will Mehrheitsgesellschafter... *Deutsches Ärzteblatt*. Verfügbar unter: https://www.aerzteblatt.de/nachrichten/100757/Bundesgesundheitsministerium-will-Mehrheitsgesellschafter-der-gematik-werden (23.6.2020).

Beier, K., Schickhardt, C., Langhof, H., Schumacher, T., Winkler, E. C. & Schweda, M. (2019). Effiziente medizinische Forschung oder gläserner Patient? Szenarien der Big Data Medizin – Ethische und soziale Aspekte der Datenintegration im Gesundheitswesen: Workshop, Köln, 14. September 2018. *Ethik in der Medizin, 31* (3), 261–266. doi:10.1007/s00481-019-00541-6

Bernnat, D. R. (2006). Kosten-Nutzen-Analyse der Einrichtung einer Telematik- Infrastruktur im deutschen Gesundheitswesen, 290.

Born, J., Albert, J., Bohn, A., Butz, N., Fuchs, K., Loos, S. et al. (2017). Der Notfalldatensatz für die elektronische Gesundheitskarte: Die Sicht von Notfallmedizinern und Rettungsdienstpersonal. *Notfall + Rettungsmedizin, 20* (1), 32–37. doi:10.1007/s10049-016-0197-y

Bundesministerium für Justiz. (2017, Juni 30). BDSG - Bundesdatenschutzgesetz. Bundesministerium der Justiz und für Verbraucherschutz. Verfügbar unter: https://www.gesetze-im-internet.de/bdsg_2018/BJNR209710017.html (3.5.2020).

Bundesministerium für Justiz (2015, Dezember 29). § 291a SGB 5 - Einzelnorm. Bundesministerium der Justiz und für Verbraucherschutz. Verfügbar unter: https://www.gesetze-im-internet.de/sgb_5/__291a.html (3.7.2020).

Bundesministerium für Gesundheit. (2015, Dezember 4). E-Health-Gesetz verabschiedet. Verfügbar unter: https://www.bundesgesundheitsministerium.de/ministerium/meldungen/2015/e-health.html (31.5.2020).

Bundesministerium für Gesundheit. (2019, Oktober 17). Die elektronische Gesundheits-

karte. Verfügbar unter: https://www.bundesgesundheitsministerium.de/the-

men/krankenversicherung/egk.html (2.5.2020).

Bundesministerium für Gesundheit. (2020, April 8). Fragen und Antworten zur elektroni-

schen Gesundheitskarte. Verfügbar unter: https://www.bundesgesundheitsminis-

terium.de/service/begriffe-von-a-z/e/e-health-gesetz/faq-e-health-gesetz.html

(23.6.2020).

Butzer-Strothmann, K., Bork, A. & Forgó, N. (2018). *Digitalisierung im Gesundheitswe-*

sen (1. Auflage). Göttingen: Cuvillier Verlag.

Dr. med. Groß, C. (2007). Gesundheitstelematik: Folgen für die Arzt-Patient-Beziehung,

4.

Dr. med Kirchner, H. (2011). Nutzen und Akzeptanz von elektronischen Gesundheitsak-

ten. (S. 31). BARMER GEK. Verfügbar unter: https://www.bar-

mer.de/blob/235536/a5673f3d2d75bf73e799de68b17cc5c5/data/barmer-ab-

schlussbericht-elektronische-gesundheitskarte.pdf (28.6.2020).

Dr. med. Stachwitz, P. (2008). Weitreichende Folgen für Patienten und Ärzte - Zur Ein-

führung der elektronischen Gesundheitskarte.

Duttge, G., Dochow, C. & Göttinger Workshop zum Medizinrecht (Hrsg.). (2009). *Gute*

Karten für die Zukunft? die Einführung der elektronischen Gesundheitskarte. Göt-

tingen: Univ.-Verl. Göttingen.

Fox, D. (2010). Elektronische Gesundheitskarte, 1.

Friedrich-Ebert-Stiftung (Hrsg.). (2006). *Die elektronische Gesundheitskarte kommt:*

Nutzen und Risiken der Telematik im Gesundheitswesen für Patienten und Ge-

sellschaft; eine Veranstaltung der Friedrich-Ebert-Stiftung am 7. Dezember

2005, Erfurt. Bonn.

Frießem, P., Kalmring, D. & Reichelt, P. (2005). *Lösungsarchitektur für die Einführung*

der elektronischen Gesunheitskarte und der auf ihr basierenden Anwendungen.

Springer Berlin Heidelberg. Verfügbar unter: https://link.springer.com/con-

tent/pdf/10.1007/BF03254898.pdf (19.5.2020).

GKV-Spitzenverband. (2020). Elektronische Gesundheitskarte (eGK) - GKV-Spitzenverband. Verfügbar unter: https://www.gkv-spitzenverband.de/service/versicherten_service/versicherten_service_egk/egk.jsp (30.4.2020).

Göres, U. (2009). Nutzerakzeptanz – Herausforderung Telemedizin am Beispiel der elektronischen Gesundheitskarte, 9.

Gorniok, T. & Prof. Dr. Litzinger, D. (2008). Ergebnisbericht - Die Akzeptanz der elektronischen Gesundheitskarte. FOM Fachhochschule für Ökonomie und Management. Verfügbar unter: https://www.fom.de/fileadmin/user_upload/Laufende_Projekte/Die_Akzeptanz_der_elektronischen_Gesundheitskarte-Artikel3_2.pdf

Lücke, S. & Köhler, F. (2007). Die elektronische Gesundheitskarte - Schlüssel für die elektronische Vernetzung im deutschen Gesundheitswesen. DMW - Deutsche Medizinische Wochenschrift, 132 (9), 448–452. doi:10.1055/s-2007-970356

Lux, T., Breil, B., Dörries, M., Gensorowsky, D., Greiner, W., Pfeiffer, D. et al. (2017). Digitalisierung im Gesundheitswesen — zwischen Datenschutz und moderner Medizinversorgung. Wirtschaftsdienst, 97 (10), 687–703. doi:10.1007/s10273-017-2200-8

Redaktion Bundesrechnungshof. (2019). Einführung der elektronischen Gesundheitskarte und der Telematikinfrastruktur. Potsdam: Bundesrechnungshof. Verfügbar unter: https://www.bundesrechnungshof.de/de/veroeffentlichungen/produkte/beratungsberichte/langfassungen/langfassungen-2019/2019-bericht-einfuehrung-der-elektronischen-gesundheitskarte-und-der-telematikinfrastruktur-pdf (28.6.2020).

Redaktion Deutscher Bundestag. (2004, März 17). Dokumentation- Elektronische Gesundheitskarte. Verfügbar unter: https://www.bundestag.de/resource/blob/406574/4f60f443bd5764f87a51acf0288a3579/WF-IX-024-04-pdf-data.pdf (4.5.2020).

Redaktion Gematik. (2019). Whitepaper Datenschutz und Informationssicherheit in der Telematikinfrastruktur, 36.

Redaktion Gematik. (2020). Telematikinfrastruktur. *gematik*. Verfügbar unter: https://www.gematik.de/telematikinfrastruktur/ (15.4.2020).

Riepe, C. & von Schwanenflügel, M. (2013). Ethische Herausforderungen und Chancen von Telematik und Telemedizin. *Gesundheits- und Sozialpolitik, 67* (4), 52–54. doi:10.5771/1611-5821-2013-4-52

Stübbecke, M. C. G. (2010). *Die elektronische Gesundheitskarte und das Problem des Datenschutzes im Bereich medizinischer Leistung.* diplom.de.

Swoboda, W. (2017). *Informationsmanagement im Gesundheitswesen* (1.). Konstanz München: UTB GmbH.

Weichert, T. (2014). Big Data, Gesundheit und der Datenschutz. *Datenschutz und Datensicherheit - DuD, 38* (12), 831–838. doi:10.1007/s11623-014-0328-x

Winkler, L. & Weick, C. (2020). Internetauftritt des Bundesbeauftragten für den Datenschutz und die Informationsfreiheit - Gesundheit und Soziales - Allgemeine Informationen. *Der Bundesbeauftragte für den Datenschutz und die Informationsfreiheit.* Verfügbar unter: https://www.bfdi.bund.de/DE/Datenschutz/Themen/Gesundheit_Soziales/GesundheitskarteArtikel/eGK_allgemeineInformationen.html (7.5.2020).

Wirtz, B. W., Ullrich, S. & Mory, L. (2011). Die Akzeptanz der elektronischen Gesundheitskarte in Deutschland. *Zeitschrift für Betriebswirtschaft, 81* (5), 495–518. doi:10.1007/s11573-011-0462-y

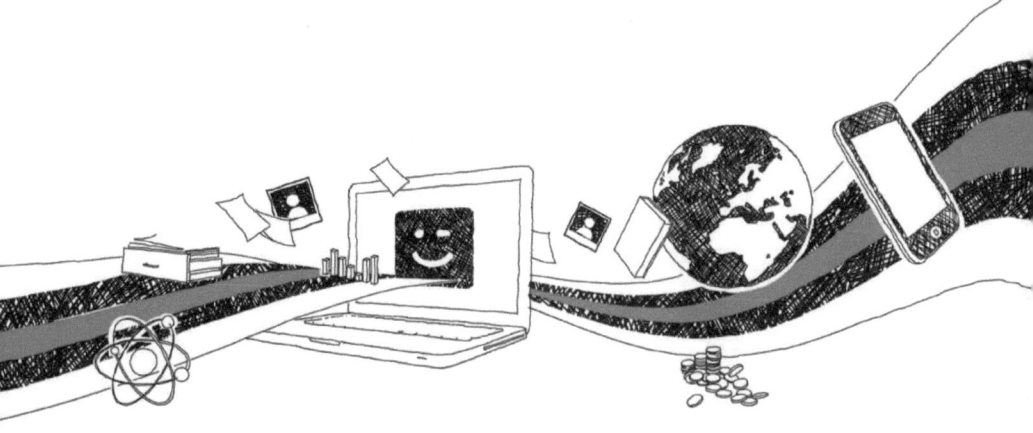
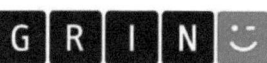